I0777136

Ketogene Diät

Iss was du willst

Inhaltsverzeichnis

Einleitung

Was ist überhaupt eine ketogene Diät?

Den Begriff der sogenannten Low-Carb-Ernährung hast du bestimmt schon einmal - Hollywood sei Dank – gehört, doch was kann man sich unter einer ketogenen Diät vorstellen?

Eine optimale Nährwertverteilung nach der Deutschen Gesellschaft für Ernährung (kurz DGE) sieht wie folgt aus: 55% der aufgenommenen Nahrung soll aus Kohlenhydraten, 30% aus Fett und 15% aus Eiweiß bestehen.

Die ketogene Diät unterscheidet sich zu dieser Nährwertverteilung in zwei Punkten wesentlich. Wir setzen auf gesunde Fette und verzichten weitestgehend auf Kohlenhydrate. Dadurch erreichen wir, dass sich unser Körper einen anderen Energielieferanten als die Kohlenhydrate suchen muss - und zwar das Fett. Ein erfreulicher Nebeneffekt ist hierbei dann schließlich die Körperfettreduktion.

Doch was genau passiert im Körper bei einer ketogenen Ernährungsweise?

Hauptakteur in dem Prozess der Körperfettreduktion ist die Leber. Diese sorgt dafür, dass die Fette in Ketonkörper verwandelt werden und macht diese so zur Energiegewinnung nutzbar. Im Kern machen wir uns bei der ketogenen Ernährungsweise also diesen Zustand der Energiegewinnung, die sogenannte „Ketose" zu Nutze.

Kapitel 1:

Welche unterschiedlichen Arten der Diät gibt es?

Wie wir in der Einleitung erfahren haben, sind die Low-Carb-Ernährung und die ketogene Diät gar nicht so verschieden. Das liegt daran, dass die ketogene Diät zu den Low-Carb-Diäten zählt und oft als eine extreme Form der Low-Carb-Diät bezeichnet wird.

Die Anabole Diät

Es gibt aber auch noch andere Arten des ketogenen-Lebensstils. Eine davon ist zum Beispiel die „Anabole Diät", welche ideal für den Bereich des Bodybuildings geeignet ist. Sie unterscheidet sich dadurch, dass die ketogene Ernährungsweise von eingebauten kleinen Pausen unterbrochen wird. Diese Unterbrechungen werden als Ladetage bezeichnet.

Der Wechsel aus Diät- und Ladetagen soll bezwecken, dass der typische Effekt von der ketogenen Diät, der Abbau von Fett zwar stattfindet, aber gleichzeitig Muskeln besser aufgebaut und erhalten bleiben können.

Atkins- und metabole Diät

Andere bekannte Formen der Diät sind beispielsweise auch noch die „Atkins-" und die „metabole Diät", welche ebenfalls Abwandlungen der klassischen ketogenen Diät sind und sich durch die verschiedenen Ablaufphasen unterscheiden.

Kapitel 2:

Berechnung und Durchführung

Bevor du mit der ketogenen Lebensweise startest solltest du deinen Kalorienbedarf kennen, das heißt, bevor du die Diät beginnst, schreibe dir zuerst auf was und wieviel du an einem Tag zu dir nimmst. Wenn wir diesen Wert kennen, können wir ein Kaloriendefizit erreichen. Jetzt ist deine erste Reaktion wahrscheinlich: aber ich wollte doch nicht hungern! Und das musst du auch nicht, denn ein Kaloriendefizit entsteht immer dann, wenn wir unserem Körper weniger Kalorien zu führen, als wir verbrauchen.

Die Faustregel bei der ketogenen Diät ist, dass wir unseren täglichen Kalorienbedarf auf 4:1 umverteilen. Somit bestehen 80% unserer Nahrungsaufnahme aus Fetten und die restlichen 20% teilen sich in Proteine und Kohlenhydrate auf.

Wenn du nun deine Kalorienzufuhr kennst, kannst du also exakt berechnen wie viele Kilokalorien du von welchen Nährstoffen brauchst. Alternativ gibt es auch zahlreiche Websites, welche dir die Rechnerei ersparen.

Durchführung

Wie setzt man nun aber die Theorie in die Praxis um? Um dir den Einstieg zu erleichtern habe ich dir am Ende des Buches einige Rezepte zusammengestellt. Wichtig ist, dass du dich möglichst strickt an diese hältst und dich und deinen Körper daran gewöhnst drei Mahlzeiten am Tag zu essen, statt viele kleine Snacks über den Tag hinweg zu verteilen.

Du solltest aber auch nicht zu hart mit dir ins Gericht gehen, wenn du doch mal einer kleinen Versuchung erliegst, oder die Waage nicht direkt die gewünschten Erfolge anzeigt. Du solltest außerdem bedenken, dass du in den ersten Tagen schnelle Ergebnisse sehen wirst, da du auch viel Wasser verlierst. Also: trinke möglichst viel Wasser und sei nicht enttäuscht, wenn du in den folgenden Tagen nicht mehr ganz so rasant abnimmst, denn unser Ziel ist es schließlich dauerhaft abzunehmen, ohne dass der Jojo-Effekt einsetzt.

Kapitel 3:

Was ist Ketose?

Die Ketose ist salopp formuliert eigentlich nur der Plan B des Körpers, denn diese Art des Stoffwechselprozesses macht sich der Körper nur zu Nutze, wenn er nicht mehr genug Kohlenhydrate für seinen klassischen Stoffwechselprozess, die Glukose, bekommt. Wenn unser Körper diese Funktion nicht hätte, würde er also nicht weiter funktionieren können.

Was passiert also in meinem Körper?

Anstelle der Kohlenhydrate sucht sich der Körper also einen anderen Energielieferanten, das Fett. Das benötigte Fett filtert sich der Körper aus der Nahrung heraus oder er macht sich direkt die Fettzellen des Körpers zu Nutze.

Um diesen Stoffwechselprozess zu gewährleisten stellt der Körper nun chemische Verbindungen, die sogenannten Ketone her.

Doch warum ist die Ketose nicht die erste Wahl als Stoffwechselprozess für den Körper? Das liegt daran, dass Fett und Eiweiß deutlich länger brauchen, um verbrannt zu werden. Die Kohlenhydrate liefern unserem Körper hingegen viel schneller die benötigte Energie, doch dafür ist sie auch ziemlich schnell wieder verbraucht. Dann verlangt unser Körper wieder nach neuer Energie in Form von weiterem Essen.

Proteine und Eiweiß haben also einen entscheidenden Vorteil gegenüber den Kohlenhydraten: sie versorgen den Körper gleichmäßig mit Energie, das heißt das Mittagstief und Heißhungerattacken bleiben aus.

Die Glukose an sich ist allerdings nicht daran schuld, dass wir zunehmen. Wir nehmen erst zu, wenn wir mehr Kohlenhydrate und Proteine zu uns nehmen, als der Körper für die Glukose eigentlich benötigt.

Also ist die eigentliche Frage: was passiert mit überschüssiger Glukose?

Im ersten Schritt hat unser Körper die Möglichkeit die Kohlenhydrate als Glykogen zu speichern und somit einen kleinen Vorrat anzulegen, dieser Speicher reicht allerdings nur für 36 bis 48 Stunden und macht daher auch nicht dick.

Kritisch wird es also erst im zweiten Schritt, wenn der Körper genügend Glykogen hat. Jetzt fängt der Körper nämlich an sich für schlechtere Zeiten vorzubereiten und für Wochen oder auch für Jahre einen Speicher anzulegen. Es werden Kohlenhydrate als Fettzellen gespeichert und je nachdem wie viele Fettzellen wir bereits besitzen speichert unser Körper die sogenannte Lipogenese für längere Zeit ab.

Da wir allerdings in der heutigen Zeit in Deutschland keine größeren Hungersnöte mehr überstehen müssen, wird unser Vorrat an Fettzellen immer größer, mit anderen Worten: wir werden dick.

Bei der ketogenen Ernährungsweise nehmen wir kaum bis keine Kohlenhydrate zu uns. So beugen wir der momentan nicht benötigten Glykogenese und Lipogenes vor.

Kapitel 4:

Vor- und Nachteile

Natürlich hat jede Diät so ihre Vor- und Nachteile, doch Nebenwirkungen konnten bei der ketogenen Lebensweise nicht festgestellt werden und auch anfängliche Symptome, welche der Umgewöhnung des Körpers verschuldet sind, legen sich in der Regel nach ein paar Tagen wieder. Dennoch ist es sicherlich ratsam die Umstellung mit einem Arzt zu besprechen, besonders falls du gesundheitlich vorbelastet sein solltest.

Was kannst du nun aber für Vorteile für dich aus der ketogenen Diät ziehen? Zum einen wirst du sehr schnell eine Veränderung an deinem Körper feststellen können. Du wirst schnell und kontinuierlich abnehmen und da es bei der ketogenen Diät nicht darum geht sich schlank zu hungern, wird auch der unliebsame Jojo-Effekt ausbleiben. Zudem wirst du nicht nur einfach Gewicht verlieren, sondern Körperfett, und kannst somit einen definierten Körper bekommen.

Positive Nebeneffekte

Die Diät senkt außerdem die Insulinresistenz, somit ist die Diät auch Typ-2-Diabetes-Patienten zu empfehlen. Auch andere Krankheiten, wie Epilepsie oder Alzheimer, für welche eine Insulinresistenz verantwortlich ist, können durch die Diät abgeschwächt werden.

Auch Herzkrankheiten können wir vorbeugen, denn indem das Körperfett reduziert wird verbessern sich auch Blutdruck- und Blutzuckerwerte. Außerdem erhöht die ketogene Diät den HDL-Cholesterinspiegel, welches auch als „gutes" Cholesterin bezeichnet wird.

Hinzu kommt noch, dass sich die ketogene Ernährungsweise positiv auf das Hautbild auswirkt, da oftmals zu viel Zucker für ein schlechtes Hautbild verantwortlich ist. Somit sagen wir der Akne den Kampf an.

Kapitel 5:

Geeignete Lebensmittel

Welche Lebensmittel bringen dir nun aber die gewünschten Effekte ein und auf was musst du in Zukunft verzichten?

Eigentlich ist es ganz einfach. Iss was du willst, abgesehen von kohlenhydratreichen Lebensmitteln.

Verbotene Lebensmittel

Mit andren Worten wir müssen auf Gerichte mit Nudeln, oder Reis, sowie Müsli verzichten, da diese zum Getreide zählen und somit sehr viele Kohlenhydrate enthalten. Auch von Hülsenfrüchten wie Erbsen, Bohnen und Linsen ist abzusehen. Des Weiteren solltest du auch nicht zu Lebensmitteln wie Knollen- und Wurzelgemüse, sowie zuckerfreien oder fettarme Diätprodukten greifen, da diese ebenfalls die Ketose im Körper verhindern.

Zuckerhaltiges wie Süßigkeiten, Kuchen oder Cola sind selbstverständlich bei keiner Diät förderlich. Außerdem solltest du auf Fertiggerichte und Gewürzmischungen verzichten, da man bei diesen Produkten nie sicher sein kann, wieviel Zucker oder andere Süßungsmittel verwendet wurden.

Nun wirst du dich vielleicht etwas wundern, denn auch Obst, mit Ausnahme von kleinen Portionen, ist in der ketogenen Ernährungsweise verboten, da es die Ketose verhindert. Auch auf Alkohol solltest du möglichst verzichten.

Erlaubte Lebensmittel

Jetzt fragst du dich wahrscheinlich, was du überhaupt noch Essen darfst und hast Sorge, dass du in nächster Zeit überhaupt nicht mehr satt wirst. Doch keine Sorge, wir haben noch genug leckere Lebensmittel im Angebot und außerdem sättigt Fett mehr als Kohlenhydrate.

Von folgenden Lebensmitteln darfst du dich also satt essen:

Fleisch ist bei der ketogenen Diät absolut erlaubt und zwar alles vom Steak bis zum

Hühnchen. Lachs, Forelle oder Thunfisch, also fettiger Fisch ist ebenfalls erlaubt. Milchprodukte, wie Butter und Käse gehören auch in den ketogenen Speiseplan. Eier sind außerdem ein wichtiger Bestandteil, der Lebensmittelliste, da sie unseren Körper mit Eiweiß versorgen.

Besonders wichtig sind auch Nüsse und Samen, sowie gesunde Öle, da diese den Körper mit den nötigen Nährstoffen wie Eiweiß und Proteinen versorgen.

Du darfst also auch mal zwischen den Mahlzeiten zu Walnüssen, Mandeln oder Lein- und Chiasamen greifen und auch Kokos- und Avocado Öl sind eine leckere und gesunde Alternative.

Kohlenhydratarmes Gemüse steht ebenfalls auf unserem Speiseplan, hierzu zählt besonders grünes Gemüse, aber auch Tomaten, Zwiebeln und natürlich Avocados. Gewürze wie Salz, Pfeffer und Kräuter dürfen bei einem gelungenen Gericht selbstverständlich auch nicht fehlen.

Kapitel 6: Die erste Woche

Doch grau ist alle Theorie. Die Frage ist doch: Wie lässt sich die ketogene Diät am besten ausleben? Und wie kann ich sie in meinen Alltag integrieren?

Daher begleite ich dich die nächsten Tage auf deinem Weg zu einem ketogenen Lebensstil.

Tag 1

Frühstück: Omelett mit Schinken, Limburger und Avocado

Beim Frühstück muss es bekanntlich immer schnell gehen und es soll uns gut durch den Tag bringen. Ein Omelett mit Schinken, Limburger und Avocado ist daher genau das Richtige.

Zutaten:

- 2 – 3 Eier

- 3 braune Pilze

- Spinat frisch

- 1 EL Ghee

- 2 Scheiben Parmaschinken

- 30 g Limburger Vollfett

- 1/2 Avocado

- Himalaya Salz & Pfeffer

Zubereitung:

Zuerst muss eine Pfanne erhitzt und das Ghee hinzugefügt werden. Die verquirlten Eier werden nun gemeinsam mit den Pilzen und dem Spinat angebraten. Im Anschluss wird die Ei-Masse darüber gegeben und gewartet, bis es fest wird. Nun müssen Limburger und Schinken darüber gelegt werden. Nach kurzem Warten muss das Omelett dann nur noch umgedreht und durchgebraten werden (mittlere Hitze, 1 bis 2 Minuten).

Mittagessen: Salat mit Feta

Um der Mittagsschwere vorzubeugen wählen wir am Mittag einen leichten Salat mit Feta, Olivenöl und einem Mix aus Salatkernen.

Zutaten:

- 75 g Feta

- 1 Romanesco Salatkopf

- 3 Pilze

- 2 EL Olivenöl

- Salz & Pfeffer

- 2 EL Salat-Korn Mix

Zubereitung:

Für die Zubereitung des Salats müssen Salat und Pilze kleingeschnitten und der Feta gewürfelt werden. Anschließend werden die Körner hinzugefügt und mit dem Olivenöl vermengt.

Abendessen: T-Bone Steak mit Rosenkohl

Zum Abendessen darf es dann auch mal etwas deftiger sein. Wie wäre es also mit einem T-Bone Steak mit Rosenkohl?

Zutaten:

- T-Bone Steak

- 250 g Rosenkohl

- Ghee

- Salz Pfeffer

Zubereitung:

Der erste Schritt in der Zubereitung ist das Anbraten des Steaks. Der Rosenkohl, welcher die Beilage darstellt, wird in Ghee angebraten und ganz nach Belieben mit Pfeffer und Salz gewürzt.

Tag 2

Frühstück: Apfel-Zimt Riegel

Ein leckeres Frühstück am Morgen versüßt einem gleich den ganzen Tag. Apfel-Zimt Riegel sind schnell gemacht und stellen eine süße Abwechslung dar.

Zutaten:

- 4 Eier
- 1 Tasse gemahlene Pekannüsse
- 52g Kokosfett
- ¼ Cup gefriergetrocknete Äpfel
- 2 TL Zimt
- 1 TL Vanille Extrakt
- 10 Drops flüssig Stevia

Zubereitung:

Der Backofen muss auf 180 Grad vorgeheizt werden. Im Anschluss werden Eier, Kokosfett, Vanille, Stevia und Zimt gründlich in einer Rührschüssel vermengt. Dann werden die gemahlene Pekannüsse hinzugefügt und mit den klein geschnittenen, getrockneten Äpfeln verrührt. Der Teig muss jetzt nur noch in eine Pfanne gegeben werden und etwa 25 Minuten gebacken werden. Um zu testen, ob die Apfel-Zimt Riegel fertig sind steckt man am besten ein Holzstäbchen hinein; wenn kein Teig an dem Stab kleben bleibt, ist das Gericht fertig.

Mittagessen: Avocado Chicken Sandwich mit Bacon

Ein Sandwich zum Mittagessen geht immer und durch das besondere „Wolkenbrot" nehmen wir trotzdem keinerlei Kohlenhydrate zu uns.

Zutaten:

- 1 Wolken Brot
  - 3 Eier
  - 1/4 TL Backpulver
  - 3 EL Frischkäse, ca. 60g

- o 1 Prise Salz
- Ein TL Mayonnaise
- 1 TL Flying Goose Chilisauce, Sriracha
- 2 Scheiben Bacon
- 100g Hühnerfleisch
- 2 Scheiben Cheddar Käse
- 2 Rispentomaten
- ¼ Avocado

Zubereitung:

Zu allererst muss das Wolkenbrot gebacken werden. Dafür muss der Ofen auf 150 Grad vorgeheizt werden. Danach müssen Eiweiß und Eigelb voneinander getrennt werden. Wenn das geschehen ist werden das Eiweiß und das Backpulver mit einer Prise Salz vermengt und steif geschlagen. Das Eigelb wird mit dem Frischkäse so lange verrührt bis es cremig wird. Die Creme wird nun unter das Eiweiß gerührt. Es sollten keine gelben Streifen mehr sichtbar sein. Zu guter Letzt werden aus dem Teig runde Fladen geformt (ca 6 bis 9) und auf Backpapier gegeben. Nach etwa 15 Minuten sind die Fladen fertig und während sie abkühlen können wir mit der Zubereitung des Sandwiches beginnen.

Zuerst müssen das Hühnerfleisch und der Bacon gebraten und anschließend mit Pfeffer und Salz gewürzt werden. Danach wird das Wolkenbrot aufgeschnitten und die Innenseiten werden mit Mayo und der Sriracha Sauce bestrichen. Jetzt muss das Sandwich nur noch belegt werden. Das Hühnerfleisch wird zuerst auf das Sandwich gelegt, danach folgen der Käse und der Bacon. Nun fehlen nur noch ein paar Tomatenscheiben und die pürierte Avocado-Creme auf unserem Sandwich.

Abendessen: Kokos Curry mit Rahmspinat

Nach dem umfangreichen Mittagessen, bereiten wir dem Tag mit einem leichten Abendessen einen gelungenen Abschluss.

Zutaten:

- 450g TK Blattspinat

- 380g Kokosnussmilch

- 1-2 TL gelbe Curry Paste (oder 1-2 TL Currypulver)

- ½ TL Salz

- 1 TL Zitronenschale

Zubereitung:

Bei der Zubereitung des Spinats hältst du dich am besten an die Anleitung auf der Verpackung. Anschließend brauchen wir eine mittelgroße Pfanne, welche leicht erhitzt werden muss um die Currypaste und ein paar Esslöffel von der Kokosmilch unter Rühren zum Köcheln zu bringen. Nachdem die Pfanne ein paar Minuten vor sich hin geköchelt hat, wird der bereits fertig zubereitete Spinat hinzugefügt, sowie der Rest der Kokosmilch. Nun muss das Ganze gründlich miteinander vermischt werden und es sollte kochen gelassen werden bis die Sauce andickt. Ganz nach Belieben kannst du das Kokos Curry abschließend noch mit Mandeln, Cashewnüssen oder trockenem Obst garnieren.

Tag 3

Frühstück: Bacon   Blumenkohl Frühstückspfanne

Ein deftiges und zugleich gesundes Frühstück machen uns fit und bereit für einen neuen Tag.

Zutaten:

- 6 Scheiben zuckerfreien Bacon

- 2 Tassen fein gehackten Blumenkohl

- 1 mittlere Zwiebel (fein gehackt)

- 1 klein gehackte Knoblauchzehe

- 1 TL Salz & Pfeffer

Zubereitung:

Als erstes muss der Speck in einer Pfanne knusprig angebraten werden (mittlere Hitze). Nachdem das Speck aus der Pfanne genommen wurde und etwas abkühlen konnte, muss er in kleine Würfel geschnitten werden. In dieselbe Pfanne werden nun Blumenkohl, Zwiebeln und Knoblauch gegeben. Der Blumenkohl sollte vorher fein gehackt und die Zwiebeln gewürfelt werden. Das ganze wird dann etwa 5 Minuten kochen gelassen, bis der Blumenkohl sich leicht bräunlich verfärbt. Schließlich wird alles noch mit Salz und Pfeffer abgeschmeckt. Dann kann die Pfanne vom Herd genommen werden. Abschließend werden nur noch pochierte Eier und der Bacon darüber gegeben.

Mittagessen: Bacon-Brokkoli-Salat

Zum Mittagessen kombinieren wir den Speck statt mit Blumenkohl mit Brokkoli, welcher unserem Salat eine ganz neue Note verleiht.

Zutaten:

- 2 große Köpfe vom Brokkoli

- 200g Bacon

- 35g Schalotten

- 1 Tasse Mayonnaise

- 2 EL Weißwein Essig

- 3 EL flüssig Stevia oder ein anderes Süßungsmittel

- 1 TL Sesamöl

Zubereitung:

Als erstes wird wieder der Bacon kurz und knusprig angebraten. Danach muss der Brokkoli in Stücke geschnitten werden. Bei den Schalotten hast du freie Hand und kannst sie nach deinem eigenen Geschmack schneiden. Als nächstes ist das Dressing an der Reihe, dafür müssen Mayonnaise, Weißweinessig, Süßungsmittel und Sesamöl miteinander vermischt werden. Jetzt muss nur noch alles in eine große Salatschüssel gegeben und vermischt werden und ganz zum Schluss werden noch die Bacon Würfel als knuspriges Extra hinzugefügt.

Abendessen: Mini-Frittata-Muffins

Die Mini-Frittatas lassen sich schnell und einfach zubereiten und da man sie für drei Tage im Kühlschrank aufbewahren kann, ist es auch ein ideales Gericht zum Vorkochen für stressige Tage.

Zutaten:

- 10 Eier (für eine leichtere Variante: 6 Eier und 4 Eiweiß)

- ½ TL Salz

- ¼ TL Pfeffer

- für das Topping eine Variation ganz nach Belieben:

    o gewürfelter Speck, Wurst, Brokkoli, Paprika, Spinat, Käse, Tomaten, Zwiebeln

Zubereitung:

Der Backofen muss vorab auf 180 Grad vorgeheizt werden, im Anschluss werden die Muffin-Förmchen eigefettet. Dann wird das Topping, für welches du dich entschieden hast, vorbereitet. Am besten schneidest du hierfür alles in kleine Würfel, beziehungsweise Stücke. Nun werden die Eier mit dem Salz und Pfeffer verquirlt und zu etwa 2/3 in jede Muffin-Form gefüllt. Danach kommt wieder dein Lieblings-Topping ins Spiel, von welchem in jede Form ein paar Teelöffel gegeben werden. Das Ganze muss anschließend für 20 bis 25 Minuten in den Ofen, bis die Mini-Frittatas aufgehen.

Tag 4

Frühstück: Muffins als Spinat Quiche

Hast du schon mal einen deftigen Muffin probiert? Die Spinat Quiche Muffins sind auf jeden Fall eine leckere Alternative zu den überzuckerten Muffins.

Zutaten:

- Olivenöl – für die Champions

- 1 Packung frischen Spinat (wir benutzen am liebsten den Babyspinat, etwa 285g)

- 4 mittelgroße Eier

- 1 Tasse geriebener Käse (wir benutzen hier Mozzarella)

- 1 Packung braune Champions (klein gehackt)

- 1-2 EL Schlagsahne

- Salz und Pfeffer zum abschmecken

Tipp: mögliche Abwandlung...

Um das Rezept ein wenig abzuwandeln und geschmacklich zu verändern, kannst du die Champions gerne auch durch grünen Spargel ersetzen.

Zubereitung:

Erst muss der Ofen auf 180 Grad vorgeheizt werden. Danach machen wir mit einer großen Pfanne weiter, in welcher ein wenig Öl erhitzt wird. Im Anschluss werden die Pilze darin 5 bis 6 Minuten angebraten, bis sie weich sind. Dann werden die Pilze beiseitegelegt. Der Spinat wird in eine etwas tiefere Pfanne gelegt, wenn du allerdings nur eine Pfanne haben solltest oder dir das doppelte Spülen sparen willst, kannst du auch dieselbe Pfanne nochmal verwenden. Dem Spinat muss nun noch eine ¼ Tasse Wasser hinzugefügt werden, bevor er auf mittlerer Stufe für 3 bis 4 Minuten aufgekocht wird. Pass dabei auf, dass der Spinat nicht welk wird. Hinterher muss das überschüssige Wasser vom Spinat abtropfen, danach wenden wir uns dem nächsten Schritt zu.

Die Eier werden jetzt in eine große Schüssel geschlagen und mit dem Schneebesen verrührt. Zu den Eiern werden dann die bereits fertigen Champions und der Spinat, sowie der geriebene Käse und die Sahne hinzugegeben und gründlich verrührt. Das ganze muss dann noch mit Salz und Pfeffer gewürzt und abgeschmeckt werden, bevor wir es auf 12 Muffin Förmchen verteilen. Die Muffins müssen dann nur noch für 20 bis 25 Minuten in den vorgeheizten Backofen, nach 20 Minuten machst du am besten einfach mal die Zahnstocher Probe, um zu überprüfen, ob die Muffins schon fertig sind. Zum Schluss wird nur noch etwas Käse über die Muffins gestreut.

Mittagessen: Cesar Salat

Zum Mittagessen bereiten wir uns heute wieder einen leckeren Salat zu. Vorteile von den Salaten sind, dass diese nicht schwer im Magen liegen und trotzdem durch ihre Reichhaltigkeit überzeugen und lange satt machen.

Zutaten:

- 1 Eigelb

- 8 EL Avocado Öl

- 3 EL Apfel Essig

- 1 TL Dijon Senf

- 4 Sardellenfilets

- 1-2 Knoblauchzehen (optional)

- 4 EL geriebenen Parmesan

- 24 ganze Blätter von Romaine Herzen

- 55g Bacon

- 4 EL geriebener Parmesan zum garnieren

Zubereitung:

Wir starten die Zubereitung unseres Cesar Salats mit dem Vorbereiten des Dressings. Hierfür brauchen wir einen hohen Behälter, in welchen Eigelb, Apfelessig und Senf gegeben werden. Anschließend kommt der Pürierstab zum Einsatz, welcher auf das Eigelb gesetzt wird. Danach wird vorsichtig nach und nach das Avocado Öl dazu gegossen. Der Pürierstab sollte dabei nicht seine Position verändern, dabei wird alles mit dem Pürierstab vermischt. Der Pürierstab sollte dabei erst auf der kleinsten Stufe eingeschaltet werden und erst langsam und nach und nach höher gestuft werden. Damit das Eigelb nun langsam emulgiert, ist es wichtig, dass der Pürierstab nicht bewegt wird. Son entsteht dann unsere Mayonnaise für den Salat. Wenn du bei der Zubereitung allerdings Probleme haben solltest, kannst du auch einfach einen Teelöffel normale Mayonnaise zu dem Dressing hinzufügen. Jetzt brauchen wir den Pürierstab nicht mehr, da nun die Sardellen, der Knoblauch und der geriebene Parmesan ergänzt werden und alles ganz langsam vermischt wird, bis das Dressing eine cremige Konsistenz annimmt.

Nach der Zubereitung des Dressings wird der Bacon in einer Pfanne angebraten. Besonders gut eignet sich der Bacon für den Salat in Form von Würfeln, als Ersatz für Croutons. Zum Schluss muss nur noch der Salat gewaschen und abgetrocknet werden und anschließend mit dem Dressing auf einem Teller angerichtet werden. Als Topping werden dann noch der knusprige Bacon und der geriebene Parmesan über den Salat gestreut und fertig ist der Cesar Salat.

Abendessen: Rindfleisch mit Sesam

Jetzt haben wir den Tagsüber schon so viel Grünzeug zu uns genommen, da kann man sich am Abend auch mal ein etwas aufwendigeres Rezept mit schmackhaften Rindfleisch gönnen.

Zutaten:

- 450g Rib-Eye-Steak, in ¼ Stücke schneiden
- Daikonrettich
- 1EL Kokosnussmehl
- ½ TL Guarkernmehl
- 1 EL Kokosnuss Öl
- 3 EL Soja Sauce
- 1 TL Sesam Öl
- 1 EL + 1 TL Reis Essig
- ½ TL Chili Flocken
- 1 EL geröstete Sesam-Samen

- ½ mittlere rote Chili (klein geschnittene Ringe)

- 1 TL Austern Sauce

- ½ mittlere grüne Chili/Jalapeno (klein geschnittene Ringe)

- 1 kleine Knoblauchzehe (klein gehackt)

- 1 TL Ingwer (klein gehackt)

- 7 DROPS flüssigen Stevia

- 1 TL Sambal Olek

- ÖL zum braten

Zubereitung:

Zu allererst werden die Daikon Nudeln nach der Beschreibung auf der Verpackung zubereitet. Danach wird der Rettich geschält und in Nudeln verwandelt, indem wir als Hilfsmittel einen Spiralschneider zur Hand nehmen. Wenn die Daikon Nudeln fertig sind werden sie für 20 Minuten in eine Schüssel mit kaltem Wasser gegossen. Im Anschluss machen wir weiter mit der Zubereitung des Ripeye Steaks. Hierfür wird es in kleine Streifen geschnitten und in eine Schüssel gelegt. Über die Streifen werden dann

Kokosmehl und Guarkernmehl gegeben. Die beiden Mehlsorten bilden die Panade, um eine knusprige Rindfleischtextur zu erreichen, daher müssen die Fleischstreifen unter dem Mehl für 10 Minuten ruhen.

In der Zwischenzeit wird das Gemüse zubereitet. Dafür wird die Paprika in dünne Streifen geschnitten. Die Jalapenos werden in dünne Ringe geschnitten und die grünen Zwiebeln in kleine Stücke. Auch Knoblauch und Ingwer werden kleingeschnitten. Bei mittlerer Hitze wird in einer Wok-Pfanne oder in einer großen Bratpfanne dann das Kokosöl angebraten. In der Pfanne werden dann für etwa 2 Minuten Knoblauch, Ingwer und die Paprika-Streifen angebraten, bis alles aromatisch wird. Nach den 2 Minuten werden die Soja- und Austernsauce, das Sesamöl, Reisessig und Stevia hinzugegeben und unter leichtem köcheln für 1 bis 2 Minuten gründlich verrührt. Da unserer Sauce noch eine gewisse Würze fehlt, wird die Sauce zum Schluss noch mit Sesam und Chili Flocken gewürzt.

Zeitgleich mit dem kochenden Gemüse können die Rindfleischstreifen zubereitet werden, indem sie in eine Pfanne mit Öl gelegt werden. Indem das Fleisch von jeder Seite 2 bis 3 Minuten angebraten wird, bekommt es eine tiefe braune Kruste. Wenn das passiert ist kann das Fleisch aus der Pfanne genommen und auf ein Küchenpapier gelegt werden, damit das Öl von dem Fleisch wieder entfernt werden kann.

Im nächsten Schritt werden die Rindfleischstreifen mit in die Wok- beziehungsweise Bratpfanne gegeben und etwa für 2 Minuten köcheln gelassen. Dadurch entwickeln das Fleisch und die Sauce ein einheitliches Aroma. Abschließend werden die Daikonrettich Nudeln auf einem Teller angerichtet und mit der Fleischsauce begossen. Das Gericht kann dann noch mit Jalapeno Scheiben und grünen Zwiebeln garniert werden.

Tag 5

Frühstück: Pizza Waffeln

Wer liebt nicht Pizza und Waffeln? Leider sind sie nicht als ein gesundes Essen bekannt, wie wäre es also mit einer neuen und gesunden Kombination aus beidem?

Zutaten:

- 4 Eier (L)

- 4 EL geriebenen Parmesan

- 1 EL Butter

- 3 EL Mandel Mehl

- 85g Cheddar Käse

- 1 TL Backpulver

- 1 EL Flohsamen Pulver

- Salz und Pfeffer

- 1 TL italienisches Gewürz zB. Oregano

- Tomatensauce

- 14 Salamischeiben (optional)

Zubereitung:

Die Zubereitung der Pizza Waffeln geht ganz leicht, dafür werden erstmal alle Zutaten, abgesehen von der Tomatensauce und dem Käse in eine Schüssel gegeben und mit einem Handmixer vermischt. Anschließend kann der Teig wie gewohnt in das Waffeleisen gegeben werden. Wenn der Teig in dem Waffeleisen fertig ist, können die Waffeln mit der Tomatensauce bestrichen werden (pro Waffel etwa ¼ Tasse). Jetzt fehlt nur noch der Käse, welcher auf die Waffeln gestreut wird. Je nach Geschmack können die Pizza Waffeln noch mit ein paar Salamischeiben belegt werden. Nun müssen die Pizza Waffeln nur noch für 3 bis 5 Minuten im Ofen bei etwa 150 Grad gebacken werden, bis der Käse geschmolzen ist.

Mittagessen: Pesto Chicken

Das Pesto Chicken ist das ideale Essen, wenn es mal schnell und dennoch ketogen sein soll.

Zutaten:

- 450g gebratenes und in Würfel geschnitten Huhn
- 6 Scheiben knusprig gebratener Bacon
- 1 Avocado in Würfel geschnitten
- 10 halbierte Kirschtomaten
- ¼ Tasse Mayonnaise
- 2 El Knoblauch Pesto
- Salatblätter

Zubereitung:

Wenn du die Zutaten wie oben beschrieben zubereitet has, geht es ganz einfach weiter. Alle Zutaten werden in eine Schüssel gegeben und gründlich vermischt und vermengt. Das war's schon.

Abendessen: Zucchini Lasagne

Die Zucchini Lasagne ist ganz einfach in der Zubereitung und schmeckt auch auf jeden Fall ohne Kohlenhydrate super lecker.

Zutaten:

- 450g mageres Rinderhackfleisch

- 1 ½ TL Salz

- 1 TL Olivenöl

- ½ klein gehackte Zwiebel

- 1 klein gehackte Knoblauchzehe

- 1 Dose Tomaten (zerstückelt)

- 2 EL frisches Basilikum (klein gehackt)

- schwarzer Pfeffer

- 3 mittlere Zucchini (in mittel-dünne längs Scheiben schneiden)

- 1 ½ Tassen Ricotta Käse

- ¼ Tasse Parmesan (gerieben)

- 1 Ei (Größe L)

- 400g gehobelten Mozzarella

Zubereitung:

Als erstes müssen die Zwiebel und der Knoblauch für 2 Minuten in einer Pfanne mit Olivenöl angebraten werden. Anschließend wird das Fleisch dazu gegeben. Wenn das Fleisch nicht mehr rosa ist, können nun auch die Dose Tomaten, das Basilikum und Salz und Pfeffer mit in die Pfanne gegeben werden. Dann muss die Pfanne bei niedriger Hitze noch für etwa 30 bis 40 Minuten vor sich hin köcheln. Wenn du merkst, dass die Sauce zu dick sein sollte, kannst du einfach etwas Wasser dazu schütten, um sie so zu verdünnen.

Die 30 bis 40 Minuten, die die Pfanne noch braucht können wir jetzt gut nutzen, um schon mal die Zucchini zuzubereiten. Die Zucchini wird längs in 1/8 dicke Scheiben geschnitten und von beiden Seiten ganz leicht gesalzen und für 10 Minuten liegen gelassen, damit die Zucchini ein wenig entwässert wird. Danach können die Zucchinischeiben mit etwas Küchenpapier abgetupft werden und von beiden Seiten ganz leicht angebraten werden, bis sie leicht gebräunt aussehen. Anschließend müssen die Zucchinischeiben erneut auf einem Papierhandtuch abgelegt werden, um die überschüssige Flüssigkeit aufzusaugen.

Jetzt kann der Ofen auf 190 Grad vorgeheizt werden.

Während der Ofen vorheizt, können wir mit dem Ricotta Käse und dem Parmesan weiter machen, welche in einer mittelgroßen Schüssel mit einem Ei vermischt werden. Nun brauchen wir eine 9 mal 12 große Auflaufform und klegen den Boden mit den Zucchinischeiben aus. Dann wird die ketogene Tomaten-Fleisch-Sauce über die Zucchini gegeben und eine Tasse von dem Mozzarella-Käse darüber gestreut. Dieser Vorgang des Schichtens wird jetzt so lange fortgeführt, bis die Zutaten aufgebraucht sind, allerdings sollte die letzte Schicht vorerst ohne den Mozzarella-Käse in den Backofen. Die Auflaufform sollte außerdem mit Alufolie abgedeckt werden und dann für 20 Minuten in den Ofen geschoben werden. Wenn die 20 Minuten um sind, kann noch eine Tasse von dem Mozzarella über die Lasagne gegeben werden. Danach kommt die Lasagne nochmal für 10 Minuten in den Ofen, um sie mit dem Käse zu überbacken. Wenn die Lasagne etwas abgekühlt ist, kann sie schließlich serviert und gegessen werden.

Tag 6

Frühstück: Bacon-Eier im ketogenen Avocado-Bettchen

Ein Frühstücksei am Morgen ist nie verkehrt, wie wäre es aber in Kombination mit Avocado, Bacon und Käse?

Zutaten:

- 1 Avocado

- 2 Eier

- etwas Bacon in Würfeln

- 1 EL Käse (Parmesan, Mozzarella oderCheddar)

- Salz und Pfeffer

Zubereitung:

Zuerst muss der Backofen auf 150 Grad vorgeheizt werden, danach wird die Avocado halbiert und die Kerne entfernt. In die beiden Avocado-Hälften müssen nun, mit Hilfe von einem kleinen Teelöffel, kleine Kuhlen geformt werden. Die Kuhlen sollten möglichst etwas größer sein als die Eier, mit welchen die Avocado-Hälften im nächsten Schritt befüllt werden. Anschließend kann der Käse über die Eier im Avocado-Bettchen gestreut werden. Nachdem unser Gericht noch etwas mit Salz und Pfeffer gewürzt worden ist, kommt der Bacon zum krönenden Abschluss noch oben drauf. Die befüllten Avocado-Hälften müssen dann nur noch für etwa 15 Minuten in den Ofen.

Mittagessen: Kokos Thai Suppe mit Shrimps

Für die Experimentierfreudigen, die ihren Gaumen auch gerne mal mit etwas neuem erfreuen, könnte die Kokos Thai Suppe mit Shrimps genau das Richtige sein...

Zutaten:

- für die Brühe

- 4 Tassen Hühnerbrühe

- 1,5 Tassen Kokosnussmilch

- 1 Schale von einer Bio-Limette/ Zitrone

- Ein Lemon Grass in Scheiben geschnitten oder 1 TL getrocknetes Lemon Grass

- 1 Tasse frischer Koriander

- 3 oder 4 getrocknete kleine Chilischoten

- etwas Ingwer

- 1 TL Meersalz

- für die ketogene Suppe

- 100g rohe wild gefangene Garnelen/Shrimps

- 1 EL Kokosnuss Öl oder MCT Öl

- 30g Champions in Scheiben geschnitten

- 1 EL Fisch Sauce

- Saft einer frischen Limette

- 1 EL gehackter Koriander zum garnieren

Zubereitung:

Für die Zubereitung der Kokos Thai Suppe mit Shrimps teilen wir unsere Vorbereitungen in zwei Schritte auf, zuerst starten wir daher mit der Zubereitung der Brühe. Dafür müssen alle Zutaten in eine Topf geworfen werden und langsam und vorsichtig für 20 Minuten köcheln gelassen werden. Wenn die 20 Minuten um sind wird der gesamte Topf vorsichtig über ein feines Sieb ausgeschüttet, wobei die Flüssigkeit in einem Wok aufgefangen wird.

Im zweiten Schritt - der Zubereitung der Suppe - werden in den Wok die Garnelen und die Fischsauce hinzugegeben. Danach wird die Suppe noch mit den in Scheiben geschnittenen Champions ergänzt und für etwa 10 Minuten leicht köcheln gelassen, solange bis die Garnelen gar sind. Jetzt fehlt nur noch der Saft der Limette, dann kann die fertige Suppe mit fein gehakten Koriander garniert und serviert werden.

Abendessen: Hühnchen Chili

Wer es etwas schärfer mag wird von unserem heutigen Abendessen, dem Hühnchen Chili, sicher nicht enttäuscht werden.

Zutaten:

- 2 große Hähnchenbruststücke

- 1 EL Butter

- ½ Zwiebel (fein gehackt)

- 2 Tassen Hühnerbrühe

- 1 Dose Tomaten (in Würfel)

- ½ Dose (85g) Tomatenmark

- 1 EL Chilli Pulver

- 1 Jalapeno (in kleine Scheiben geschnitten)

- ½ EL Kreuzkümmel

- ½ EL Knoblauch Pulver

- 115g Frischkäse

- Salz und Pfeffer nach belieben

Zubereitung:

Als erstes kümmern wir uns um die Zubereitung der Hähnchenbrust. Dafür wird diese in die Hühnerbrühe oder alternativ ins Wasser gelegt, das Fleisch sollte allerdings nur gerade so mit der Flüssigkeit bedeckt werden. Nach etwa 10 bis 12 Minuten (sobald das Fleisch nicht mehr rosa ist), kann die

Flüssigkeit wieder abgegossen und die Hähnchenbrust mit einer Gabel in ganz kleine Stücke zerkleinert werden.

Im nächsten Schritt muss die Butter bei mittlerer Hitze in einem Topf zum Schmelzen gebracht werden. Danach kommen die Zwiebeln hinzu, welche solange angedünstet werden sollten, bis sie glasig werden. Sobald das geschehen ist werden Fleisch, Hühnerbrühe, die gewürfelten, aber nicht entwässerten Tomaten, sowie Tomatenmark, Chili-Pulver, Kümmel, Knoblauch-Pulver und die Jalapeno-Scheiben mit in den Topf gegeben und gut miteinander verrührt. Nachdem der Topf zum Kochen gebracht wurde, kann die Temperatur gesenkt und ein Deckel auf den Topf gelegt werden. Für die nächsten 10 Minuten kann alles bei mittlerer Hitze weiter vor sich hin köcheln. Anschließend kommt der Frischkäse noch dazu und die Temperatur kann unter regelmäßigem Umrühren wieder erhöht werden. Zum Schluss muss das Hühnchen Chili dann nur noch mit Salz und Pfeffer abgeschmeckt werden.

Tag 7

Frühstück: Frittata Pizza

Auch mit Pizza kannst du bei richtiger Zubereitung einen gesunden und leckeren Start in den Tag haben.

Zutaten:

- 12 Eier (L)

- 250g Spinat (TK)

- 2 mittlere Peperoni

- 140g Mozzarella

- 1 TL fein gehackter Knoblauch (wer morgens nicht schon Knoblauch essen will, kann ihn auch weglassen)

- 125g Ricotta

- 55g Parmesan

- 4 EL Olivenöl

- ¼ TL Muskatnuss

- Salz & Pfeffer nach belieben

Zubereitung:

Zunächst muss der Spinat nach Verpackungsbeschreibung zubereitet werden, anschließend sollte möglichst viel Wasser von dem Spinat abtropfen. Danach kann der Spinat vorerst zur Seite gelegt werden und stattdessen wird nun der Ofen auf 190 Grad vorgeheizt. Zwischenzeitlich können schon die Eier mit dem Olivenöl und den Gewürzen vermischt werden. Dann können der Ricotta, der Parmesan und der erkaltete Spinat hinzugefügt werden. Die komplette Mischung kommt nun in eine Pfanne aus Gusseisen und wird noch mit dem Mozzarella und den Peperoni ergänzt. Das Ganze wird nun eine halbe Stunde lang gebacken. (Wenn du eine Auflaufform aus Glas verwendest, verlängert sich die Backzeit um etwa 10- 15 Minuten.)

Mittagessen: Sellerie und Blumenkohl-Püree

Viel gesünder als Sellerie und Blumekohl-Püree geht es nun wirklich nicht mehr.

Zutaten:

- 1 mittelgroße Selleriewurzel, geschält, in Würfel geschnitten

- Ein kleiner Blumenkohlkopf, in kleine Röschen schneiden

- 1/2 Teelöffel Salz

- 3 EL Butter

- 2 Bund Mangold

- 1 EL Butter

- 2 kleine oder 1 große Knoblauchzehen, fein gehackt

- eine Prise Paprika Flocken

- Meersalz nach Geschmack

Zubereitung:

Für die Zubereitung des Pürees brauchen wir erstmal einen großen Topf, in welchen ein Dampfeinsatz hineingestellt wird. Danach wird der Topf mit Wasser bis knapp unter den Garreinsatz befüllt und zum Kochen gebracht. Anschließend werden die Sellerie und der Blumenkohl in den Einsatz gegeben. Die Temperatur sollte hierbei verringert werden. Nun müssen wir für etwa 15 Minuten abwarten, bis alles weich ist.

Das Gemüse muss in einen weiteren Topf gegeben und gemeinsam mit Salz und Butter gestampft werden, bis wir ein glattes Püree haben. Als nächstes werden die Mangoldblätter und die Stiele in Streifen und Scheiben geschnitten. Dann wird die Butter in einer großen Pfanne erhitzt und Knoblauch und Paprika Flocken werden hinzugegeben. Danach wird alles für 30 Sekunden gebraten (bis der Knoblauch duftet). Nun kommen die Mangoldstreifen für 2 bis 3 Minuten dazu, sie sollten dabei nicht welk werden.

Als letztes wird die Pfanne noch einmal für weitere 2 bis 3 Minuten abgedeckt und kochen gelassen, bis alles zart ist. Jetzt kann die Mangold-Knoblauch-Mischung auf dem ketogenen Püree angerichtet werden.

Abendessen: Gegrillte Pesto Shrimps am Spieß

Ja, richtig gelesen, ketogenes Essen gibt es auch für den Grill.

Zutaten:

- ½ Tasse Basilikum

- 1 kleine Knoblauchzehe

- 1 EL geröstete Pinienkerne

- 2 EL Parmesan (gerieben)

- 2 EL Olivenöl

- 1 EL Zitronensaft (am besten von einer frischen Zitrone)

- Salz und Pfeffer nachbelieben

- 450g Shrimps (schon verzehrfertig)

Zubereitung:

Zuerst müssen folgende Lebensmittel in einen Topf gegeben und mit einem Mixer verrührt werden, bis wir ein feines Pesto erhalten:

Basilikum, Knoblauch, geröstete Pinienkerne, Parmesan, ÖL, Zitronensaft, Salz und Pfeffer. Mit unserem selbstgemachten Pesto werden dann die Garnelen mariniert. Die fertigen

Shrimps müssen danach für mindestens 20 Minuten in den Kühlschrank, bevor sie im nächsten Schritt auf Holzstäbchen gespießt werden. Danach können die Spieße je nach Belieben bei mittlerer Hitze in einer Pfanne oder auf dem Grill gebraten, beziehungsweise gegrillt werden (ca. 2 bis 3 Minuten pro Seite).

Schlusswort

Ich hoffe sehr, dass ich dich mit diesem Buch für die ketogene Lebensweise begeistern konnte und ich dir sowohl den theoretischen als auch den praktischen Teil der Ernährung und ihrer Wirkungsweise näher bringen konnte.

In den nächsten Wochen könntest du, wenn du magst, die Rezepte nach deinem persönlichen Geschmack verändern und deine eigene Note mit reinbringen, oder du probierst komplett andere Rezepte aus, die geeigneten Lebensmittel kennst du nun ja.

Lass dich aber auch nicht entmutigen, falls mal etwas bei deiner Ernährungsumstellung nicht ganz so klappt, wie du es dir gewünscht hast, bleib einfach mit Spaß und Genuss dabei und der Erfolg ist dir sicher.

Quellen

http://eatsmarter.de/abnehmen/diaeten/ketogene-diaet

http://www.ernaehrung.de/tipps/allgemeine_infos/ernaehr13.php

http://www.daytraining.de/ernaehrung/ketogene-diaet/

http://strong-magazine.com/ketogene-diaet-ernaehrungsplan-rezepte-ketogene-ernaehrung/#alltag

http://strong-magazine.com/ketogenes-fruehstueck-ketogene-fruehstuecksrezepte-ketogene-diaet/

http://strong-magazine.com/ketogene-rezepte-fuer-ein-ketogenes-mittagessen/

http://strong-magazine.com/ketogene-rezepte-ketogenes-abendessen/#mini

https://www.figurbetont.com/anabole-diaet/

https://ketoseportal.de/ketose-alles-was-du-wissen-musst/

http://www.chefkoch.de/rezepte/3077351460378688/Cloudbread-Wolkenbrot.html

http://keto-food.net/fruehstueck/

Impressum

Text: Copyright © 2018 by Libros Trading Ltd

Business Center

Dubai World Center

P.O. Box 390667

Alle Rechte vorbehalten.

Nachdruck oder Kopieren, auch auszugsweise, ist ohne Erlaubnis des Autors nicht gestattet.

Cover-Foto:

© DRogatnev/ www.depositphotos.com

© anastazili/ www.depositphotos.com

Wichtiger Hinweis:

Die in diesem Buch enthaltenen Informationen dienen ausschließlich informativen Zwecken und dürfen unter keinen Umständen als Ersatz für eine professionelle Beratung oder Behandlung durch ausgebildete und anerkannte Ärzte angesehen werden. Diese beinhalten keinerlei Empfehlungen bezüglich bestimmter Diagnose- oder Therapieverfahren. Die Inhalte dürfen niemals als eine Aufforderung zur Selbstbehandlung oder als

Grundlage für Selbstdiagnosen und -medikation verstanden werden. Die Informationen spiegeln lediglich die Meinung des Autors wieder. Der Autor übernimmt für die Art oder Richtigkeit der Inhalte keine Garantie, weder ausdrücklich noch impliziert.

Sollten Inhalte des Buches gegen geltendes Recht verstoßen, dann bittet der Autor um umgehende Benachrichtigung. Die betreffenden Inhalte werden dann umgehend entfernt oder geändert.

Haftung für Links

Das Buch enthält Links zu externen Webseiten Dritter, auf deren Inhalte wir keinen Einfluss haben. Deshalb können wir für diese fremden Inhalte keine Gewähr übernehmen. Für die Inhalte der verlinkten Seiten ist stets der jeweilige Anbieter oder Betreiber der Seiten verantwortlich. Die verlinkten Seiten wurden zum Zeitpunkt der Verlinkung auf mögliche Rechtsverstöße überprüft. Rechtswidrige Inhalte waren zum Zeitpunkt der Verlinkung nicht erkennbar. Eine permanente inhaltliche Kontrolle der verlinkten Seiten ist jedoch ohne konkrete Anhaltspunkte einer Rechtsverletzung nicht zumutbar. Bei Bekanntwerden von Rechtsverletzungen werden wir derartige Links umgehend entfernen.

www.ingramcontent.com/pod-product-compliance
Lightning Source LLC
Chambersburg PA
CBHW060803260726
48660CB00002B/750